AF466343

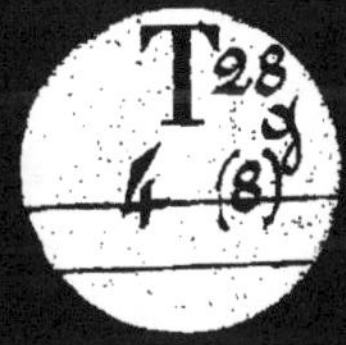
T28
4 (8)

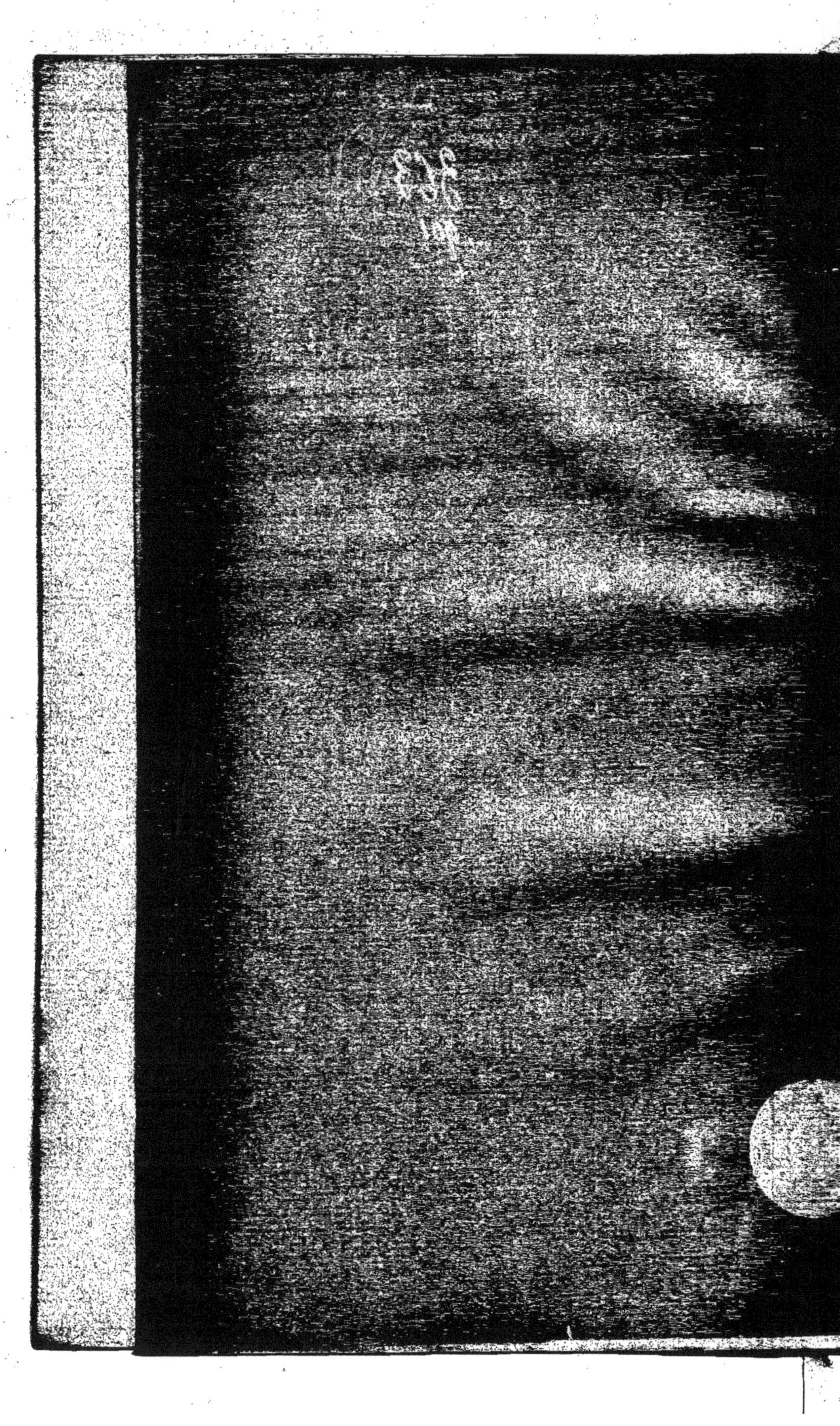

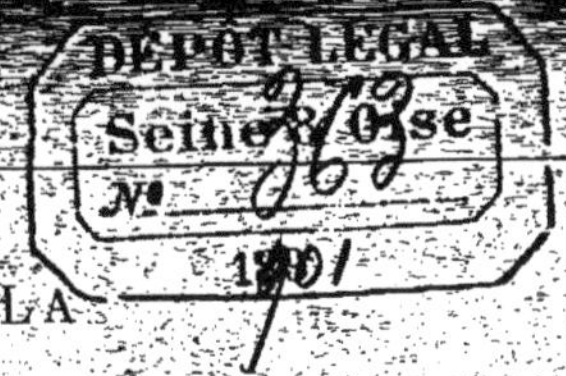
DÉPÔT LÉGAL
Seine-&-Oise
N° 363
1901

LA

FIÈVRE APHTEUSE

SA PROPHYLAXIE

ET LES

MOYENS RATIONNELS DE L'ÉVITER

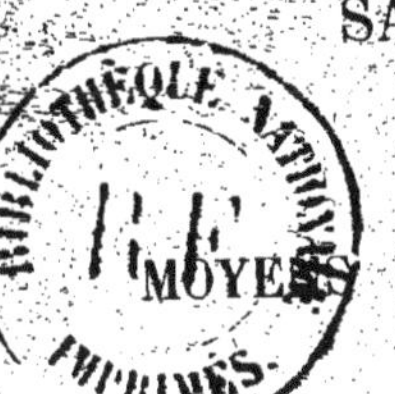
BIBLIOTHÈQUE NATIONALE
IMPRIMÉS

PAR

A. LÉCUYER

VÉTÉRINAIRE SANITAIRE CANTONAL DE SEINE-ET-OISE, A GONESSE

PARIS

ASSELIN ET HOUZEAU

LIBRAIRES DE LA SOCIÉTÉ CENTRALE DE MÉDECINE VÉTÉRINAIRE

PLACE DE L'ÉCOLE-DE-MÉDECINE

1901

T^{28} L 9(8)

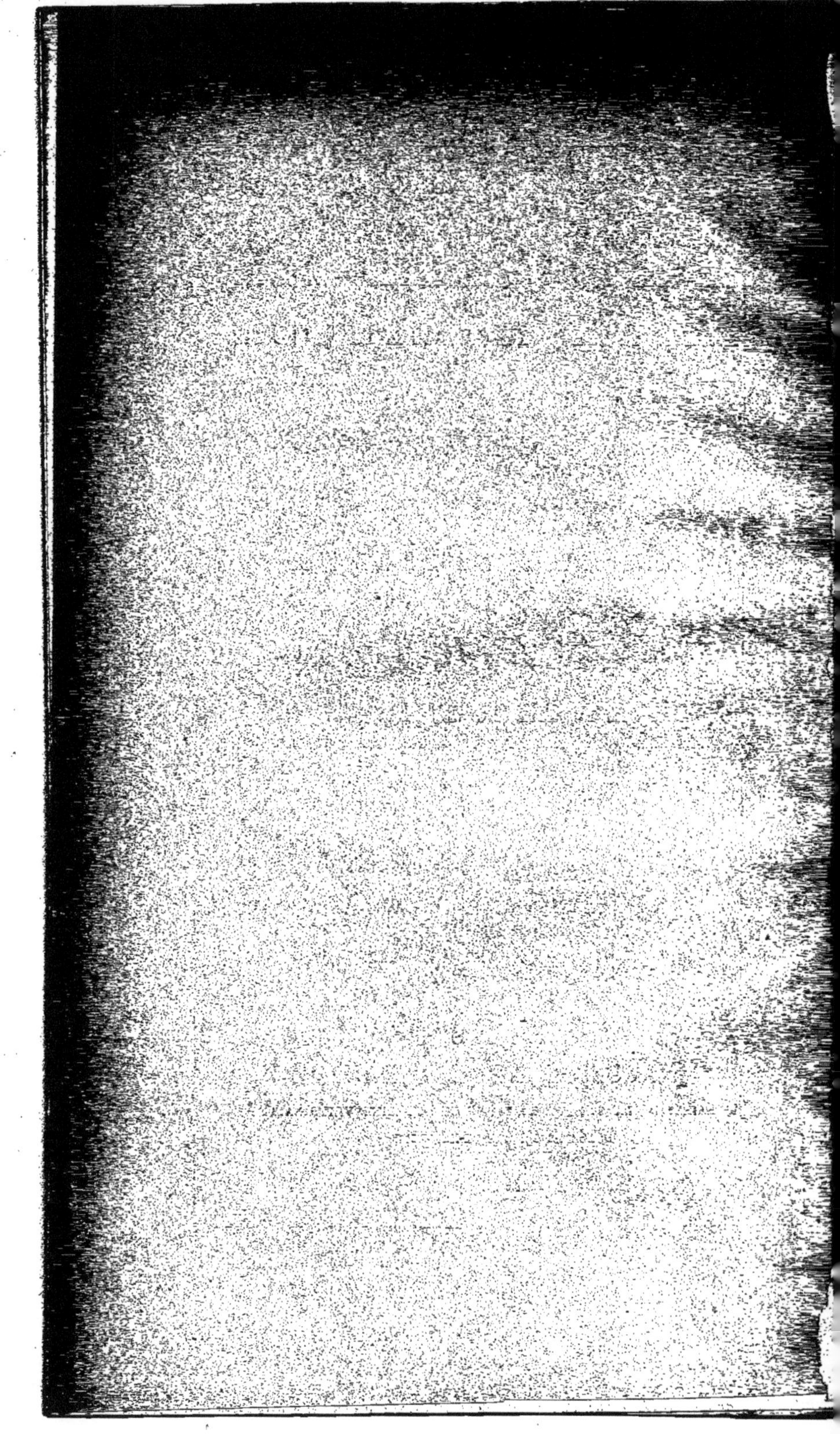

LA
FIÈVRE APHTEUSE

BIBLIOTHÈQUE NATIONALE
RF
IMPRIMÉS

28
4 (8)

CORBEIL. — IMPRIMERIE ÉD. CRÉTÉ.

LA

FIÈVRE APHTEUSE

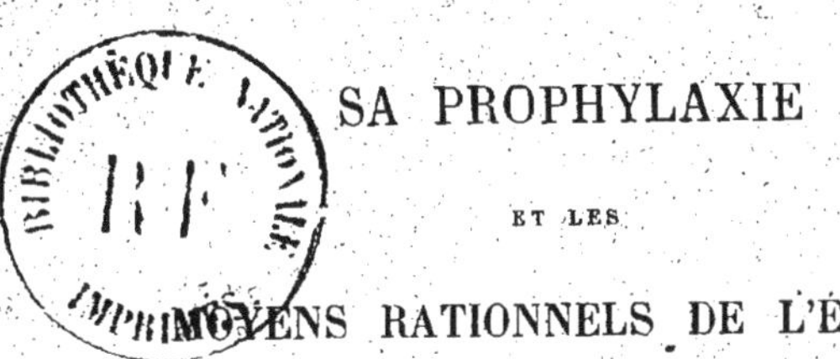

SA PROPHYLAXIE

ET LES

MOYENS RATIONNELS DE L'ÉVITER

PAR

A. LÉCUYER

VÉTÉRINAIRE SANITAIRE CANTONAL DE SEINE-ET-OISE, A GONESSE

PARIS

ASSELIN ET HOUZEAU

LIBRAIRES DE LA SOCIÉTÉ CENTRALE DE MÉDECINE VÉTÉRINAIRE

PLACE DE L'ÉCOLE-DE-MÉDECINE

—

1901

LA

FIÈVRE APHTEUSE

SA PROPHYLAXIE

Parmi les maladies contagieuses sévissant sur nos animaux domestiques et qui menacent la prospérité et les intérêts de l'agriculture, la fièvre aphteuse occupe aujourd'hui le premier rang.

Il importe donc afin de la combattre efficacement d'en connaître, d'une façon minutieuse et exacte, les causes, c'est-à-dire l'étiologie, les symptômes, les lésions, ses modes de contagion et de propagation.

C'est cette étude sommaire que nous esquisserons, en mentionnant également les différents moyens ou modes de traitement plutôt préventifs que curatifs qui ont été indiqués ces dernières années par tous ceux qui ont apporté un tribut à l'extinction de cette affection.

Nous y ajouterons nos observations personnelles basées sur la pratique et les faits journaliers ainsi que les relations intéressantes et instructives, publiées juqu'à ce jour, par la presse scientifique et médicale.

Nous terminerons en indiquant les mesures sanitaires et les procédés préservatifs propres à se protéger de la contagion et à arrêter la marche envahissante de l'épizootie.

Tout le monde sait que la fièvre aphteuse est une maladie très contagieuse, épizootique, caractérisée par une fièvre plus ou moins marquée, par une éruption vésiculeuse et ulcéreuse à la bouche, à la région mammaire, à la région podale, et dans les espaces interdigités.

Elle se montre plutôt sur les grands ruminants, mais on peut l'observer sur le porc, sur le mouton, sur la chèvre ; elle est transmissible au cheval, au chien et à l'homme.

Le caractère principal de la maladie est l'aphte ; c'est un phlyctène, une vésicule de la bouche, de la mamelle et du pied, bientôt suivi d'ulcère et de plaie facile à reconnaître.

Le symptôme général est le frisson, dès le début, puis la fièvre.

Les symptômes locaux sont ceux d'une éruption multiple.

Les aphtes et les ulcères se rencontrent sur la muqueuse buccale qui est rouge et congestionnée, sur la face supérieure de la langue, à la face interne et sur le bord des lèvres, à la face interne des joues, au palais, et, comme nous le verrons ultérieurement, sur les muqueuses profondes.

Cette éruption buccale et la stomatite qui l'accompagne gênent la préhension et la mastication des aliments, aussi les animaux ne mangent-ils que peu et très difficilement.

Les symptômes se manifestent également sur les quatre pieds par une boiterie accusée. La peau de l'espace interdigité est tuméfiée, congestionnée, chaude et douloureuse et se couvre de vésicules.

La région malade sécrète un suintement épais, purulent et fétide ; l'ongle se décolle au niveau des talons, et tous les cultivateurs ou éleveurs connaissent ces boiteries interminables, consécutives aux décollements, qui immobilisent leurs animaux des semaines et des mois, pour obtenir une guérison souvent imparfaite quand toutefois ils ne se trouvent dans l'obligation de les soumettre à l'engraissement.

Sur la mamelle, les aphtes sont plus petits et peu nombreux, ils se forment surtout sur les trayons et ont pour effet de diminuer la sécrétion lactée sans la tarir complètement. Un signe important est manifesté par une salivation abondante indiquant l'ulcération des aphtes de la bouche. Cette salive qui s'échappe par la commissure des lèvres est filante et visqueuse.

En résumé, on reconnaîtra un animal malade par les symptômes suivants :

1° Fièvre, tristesse et abattement ;

2° Appétit capricieux ou nul ;

3° Rumination arrêtée ou suspendue ;

4° Salive visqueuse et abondante s'écoulant par la commissure des lèvres ;

5° Appui anormal et hésitant, piétinement intermittent, comme si l'animal se posait sur des épines, mais il est généralement couché ;

6° Constipation le deuxième ou troisième jour ;

7° Arrêt ou diminution de la sécrétion lactée chez la vache.

Enfin, présence des aphtes sur la bouche, les mamelles et les pieds.

Avec ces données sommaires, mais suffisantes, tout le monde peut reconnaître la fièvre aphteuse et personne ne serait excusable si on ne prenait, vis-à-vis de cette maladie, les mesures sanitaires prescrites par la loi.

La cicatrisation des aphtes se produit ordinairement du neuvième au douzième jour, la durée de la maladie se limite donc à quinze jours environ.

L'incubation qui a fait l'objet de nombreuses discussions varie entre trois et quatre jours ; personnellement nous avons remarqué plusieurs fois l'apparition de l'éruption au commencement du quatrième jour et plus rarement le troisième jour.

La durée de l'affection, par suite, sa gravité, sont accrues par la survenance de certaines complications qui se produisent assez fréquemment.

Il n'est pas rare en effet que des éruptions se développent sur les muqueuses pharyngienne, œsophagienne et gastro-intestinale déterminant ainsi une paralysie partielle ou totale de ces organes, qui empêche la déglutition, peut arrêter le passage de l'air dans les organes respiratoires et provoquer une syncope et la mort. C'est une simple hypothèse que nous émettons, en disant que les aphtes et les ulcères de la muqueuse laryngienne peuvent déterminer la paralysie de cet organe et enrayer ou empêcher même complètement le passage de l'air. Les cas de mort foudroyante ne sont probablement pas dûs à cette cause, mais la rapidité et l'étrangeté avec lesquelles les animaux succombent comme étranglés, sans aucun indice préalable nous autorisent à relater cette observation.

Passons outre pour examiner attentivement les lésions que nous fournit l'autopsie.

Nous remarquons que ces lésions, de même que les symptômes, sont toujours plus accusés sur les jeunes animaux.

Ce sont généralement ceux-ci les premiers atteints, et c'est aussi parmi eux, dès le début de la maladie, que nous constatons la mort.

Les autres animaux, plus âgés, et immunisés probablement, par une première atteinte ne présentent que les caractères bénins de la maladie.

L'animal mort n'est pas tympanisé; les tissus conjonctif et musculaire sont congestionnés et infiltrés d'un sang noir dont la coloration et l'aspect donnent à première vue l'idée d'infection charbonneuse.

La bouche, la langue, le larynx, l'œsophage, la trachée, sont envahis d'ulcérations violacées et noirâtres qui se rencontrent également sur la mamelle de la vache.

Le poumon est congestionné, le cœur renferme un caillot noir et volumineux, et nous constatons à chaque autopsie une entérite prononcée avec congestion de la caillette et du feuillet.

La rate est quelquefois hypertrophiée mais plus souvent normale.

Nos recherches sommaires sur le système nerveux ne nous ont fourni aucune indication; néanmoins en présence de la spontanéité de la mort, il est permis d'admettre une influence directe sur certains centres.

Dans la plupart des cas, nous avons observé certaines complications qui accompagnent la maladie et qui paraissent être les causes déterminantes de la mort. C'est ainsi que dans la forme grave on constate, le troisième jour de la maladie, une entérite très aiguë qui se traduit par une légère météorisation, mais surtout par une constipation opiniâtre, et des plaintes plus ou moins bruyantes de l'animal.

La défécation devient nulle, malgré les efforts expulsifs qui laissent apercevoir une muqueuse rectale injectée et congestionnée, quand la diarrhée succède à cette constipation, c'est presque toujours la guérison.

Il se produirait donc du côté de l'appareil digestif, qui semble devenir un milieu de culture d'agents pathogènes, une intoxication, une infection se propageant dans l'organisme, et favorisées par l'arrêt de la digestion et la constipation.

En combattant activement cette somnolence de l'intestin, en le débarrassant des matières alimentaires par de légers purgatifs administrés avec prudence, 500 grammes d'huile de ricin mélangée à 500 grammes d'huile d'œillette, et renouvelés deux à trois fois pendant deux jours, en administrant même des antiseptiques intestinaux (naphtol β ou salol), on obtient la résolution et la guérison, sur des animaux paraissant condamnés, et qui succomberaient infailliblement, si on n'assurait un meilleur fonctionnement et un nettoyage de l'appareil digestif.

Nous avons pu nous convaincre de ce fait comparativement avec d'autres sujets négligés ou mal soignés, et qui sont morts.

La fièvre aphteuse peut rester plus ou moins longtemps en permanence dans certains pays, et dans certaines fermes où on ne prend pas contre elle des mesures sanitaires suffisantes ; de là elle peut s'étendre et se propager dans d'autres localités et d'autres exploitations agricoles grâce à l'importation ou l'exportation d'animaux malades ou contaminés.

Son pouvoir de contagion est en effet considérable, et durant ces quatre dernières années, en France comme partout ailleurs elle revêt les caractères d'une affection grave. Non seulement elle enlève à l'agriculture un nombre considérable d'animaux, mais elle entraîne toujours des pertes sérieuses à cause de l'immobilisation des malades, à cause de leur amaigrissement, à cause de la diminution du lait.

Cette contagiosité peut varier suivant certaines influences extérieures ; le climat, les saisons, la température jouent un rôle assez important, mais jamais la maladie ne naît sans contagion.

On la voit apparaître dans une localité à la suite de l'importation d'un malade, ou de rapports des malades avec les sains, en faisant ingérer des fourrages souillés de la bave des malades.

Les chemins, les foires et marchés, les remises, les wagons, etc., sont autant de modes de transmission. Pour la contagion médiate, les murs, les mangeoires, rateliers, seaux, abreuvoirs, les fourrages et fumiers, sont des intermédiaires; de même, les bouviers et les bouchers, qui peuvent transporter le virus avec leurs mains, leurs habits, leurs chaussures et introduire la maladie là où elle n'existe pas.

Certains animaux peuvent également la transmettre d'une ferme à une autre ; les mouches, les souris, les rats, les chats, etc...

Et nous voyons ainsi que cette maladie se propage à l'aide d'une infinité de moyens avec une facilité surprenante.

Si nous étudions ces modes de transmission plus particulièrement, nous constaterons qu'en Seine-et-Oise et dans toute la banlieue parisienne, ce sont les routes surtout qui servent d'intermédiaires entre les animaux malades et les sains.

C'est un fait acquis et indéniable; tous les intéressés savent que ce sont les animaux de boucherie provenant du marché de la Villette, qui en sillonnant nos routes, deux fois par semaine, les contaminent et propagent la maladie à nos bœufs de travail.

Nous incriminerons surtout les moutons, qui, eux, proviennent non seulement du marché de Paris, mais des différentes contrées contaminées, et qui nous sont importés par troupeaux et à différentes époques de l'année par les commerçants de notre région. Les moutons sont plus dangereux en ce sens que la fièvre aphteuse ne se manifeste que très bénignement, et passe facilement inaperçue alors qu'elle se transmet néanmoins au bœuf pour se transformer et prendre les caractères d'une extrême gravité.

Nous ne sommes pas les seuls à rendre responsable le marché de la Villette, qui, de l'avis de personnes compétentes, est le foyer de propagation par excellence de cette affection. Nous ne nous permettrons pas d'établir un réquisitoire contre lui, ni dans un sens ni dans l'autre; mais s'il est coupable, il faut admettre, néanmoins, qu'en présence du nombre considérable d'animaux qui y circulent, il peut se faire, en raison du peu de durée de la période d'incubation, que des sujets qui paraissent indemnes à leur arrivée, bien que contaminés, en sortent sans manifester aucun symptôme et que les premiers signes de la maladie ne se décèlent qu'ultérieurement.

Quoi qu'il en soit, voici ce que disait en 1900, M. Rossignol père, de Melun : « Si la fièvre aphteuse persiste avec une ténacité désespérante, il faut s'en prendre, d'une part, au transport des animaux aphteux, et d'autre part, au marché de la Villette, qui nous renvoie aphteux les animaux qu'il a reçus contaminés. »

Il en est de même pour les fumiers qui proviennent de ce même marché, et qui possèdent un degré de virulence suffisant pour déterminer la fièvre aphteuse. Personne n'ignore le danger qu'ils offrent, et cependant nous connaissons des cultivateurs et non des moindres, gens très pratiques qui commettent le non-sens d'importer dans leur exploitation, et encore mieux dans l'enceinte même de leur ferme, ces fumiers infectés qu'ils accumulent des mois entiers, laissant à leurs animaux tout loisir et toute faculté de se contaminer.

Dans de telles conditions, la maladie se déclare indubitablement, et la cause apparaît d'elle-même; mais il n'en est pas toujours ainsi, et nous nous sommes demandé quelquefois par quel mode de contagion certains animaux étaient devenus malades.

Nous avons vu dans des propriétés privées et isolées, des vaches séquestrées depuis plusieurs mois, soignées par des pensionnaires ou des personnes n'ayant aucun contact avec le dehors, contracter la fièvre aphteuse bien qu'aucun cas n'existât dans la région.

Malgré nos recherches minutieuses, toute cause

médiate et immédiate passe inaperçue, si toutefois elles existent, et nous sommes ainsi amenés à conclure à l'action de l'air qui servait, en pareil cas, d'agent propagateur.

L'air ne joue-t-il pas un rôle important quand il s'agit de la tuberculose? Pourquoi perdrait-il son action vis-à-vis du virus de la fièvre aphteuse. Ce virus imprègne tous les corps sur lesquels tombent le jetage, la bave et les sécrétions de diverses muqueuses malades; on conçoit parfaitement que l'air, en tenant en suspension ces poussières souillées, possède le triste privilège de propager la maladie à des distances relativement élevées.

Une première atteinte de la fièvre aphteuse confère l'immunité ; mais cette immunité est tellement incomplète qu'elle peut être considérée comme nulle. Elle ne dépasse guère un an et quelquefois le même animal peut la contracter deux fois dans la même année, bien que ces atteintes secondaires soient moins graves que la première.

D'une manière générale, si la fièvre aphteuse réapparait dans une bouverie avec de nouveaux animaux, elle n'atteindra que ceux qui n'avaient pas encore été malades. Si aucun n'a été atteint et qu'elle se manifeste sur l'un deux, il y a tout avantage à pratiquer l'inoculation générale en badigeonnant la muqueuse buccale de chaque animal avec de la bave et le produit des aphtes. En procédant ainsi tous les animaux sont malades au même moment, et la durée de l'épidémie est diminuée considérablement.

Il est de toute notoriété que les malades doivent être isolés, séquestrés et l'objet d'un traitement et de soins assidus. On doit leur procurer des aliments de facile digestion, tels que barbotages, boissons rafraîchissantes et laxatives et les entourer d'une bonne hygiène. On évitera les complications internes par un régime et un traitement appropriés. On combattra l'inflammation de la bouche, des extrémités à l'aide de solutions astringentes et antiseptiques; et on aura soin de panser les parties décollées de la boîte cornée.

Pour la vache, prévenir les complications de la mamelle en trayant avec précaution et en employant une médication selon le degré d'inflammation. Mais aucun traitement ne saurait suppléer aux mesures sanitaires prescrites par la loi, bien qu'il paraisse certain que ces mesures si rationnelles et si bien appliquées qu'elles soient, sont impuissantes à éteindre les foyers existants et à limiter les ravages de la fièvre aphteuse dans les mesures du possible. Il faut bien avouer du reste que si ces mesures sont facilement suivies et exécutées par un grand nombre de propriétaires, il en est aussi, et ils forment une belle minorité, qui, par crainte du préjudice causé ne font aucune déclaration, cachent leurs malades, les soignent eux-mêmes, à l'aide d'un traitement plus ou moins charlatanesque, et de ce fait propagent la maladie au lieu de l'enrayer.

Nous ne nous étendrons pas davantage sur ces inconvénients et sur beaucoup d'autres qui exigent une réforme prompte et radicale de notre service sanitaire.

Il faut cependant avoir le courage de dire que le vétérinaire sanitaire d'un canton qui est en même temps le vétérinaire particulier des propriétaires de cette même circonscription, ne peut faire appliquer d'une manière coercitive les règlements d'un service dont il est cependant le seul responsable sans craindre de blesser la susceptibilité de son client et par suite de le perdre.

En pareil cas, le vétérinaire actif quoique conciliant qui veut faire son devoir, se heurte à bien des considérations, et, de ce fait, à de grandes difficultés.

La police sanitaire de la fièvre aphteuse ainsi que les mesures propres à la combattre qui ont été affichées dans toutes les communes de France, il y a bientôt deux ans, sont connues de tous les éleveurs et agriculteurs, excepté de ceux qui ne veulent pas savoir, ou plutôt qui ont le mauvais vouloir d'en méconnaître les avantages, en plaçant leurs connaissances et leur autorité dédaigneuse au-dessus de la loi elle-même.

Nous nous faisons un scrupule de la publier ici d'une manière succincte mais complète afin que chacun soit bien pénétré de son importance et sache la responsabilité qu'il encourt lorsqu'il néglige une seule de ses formalités.

La première obligation qu'elle impose, c'est la

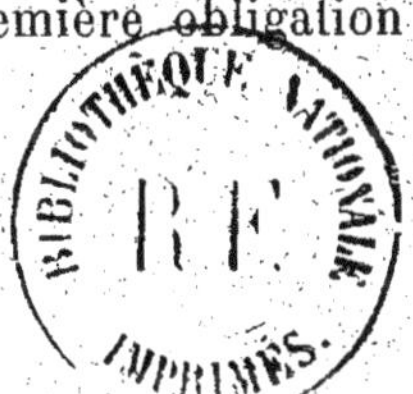

déclaration de la maladie, faite à la mairie, par le propriétaire, dès l'apparition des premiers symptômes sur un animal. Il ne devra pas attendre la visite du vétérinaire sanitaire délégué par le préfet pour prendre les plus urgentes précautions c'est-à-dire la *séquestration et l'isolement* ainsi que la *désinfection* des malades et des locaux contaminés.

Dès que le vétérinaire aura constaté la fièvre aphteuse et fait son enquête sur ses causes, il enverra un rapport détaillé au préfet, qui prendra un *arrêté déclaratif d'infection* entraînant l'application des dispositions suivantes (Art. 30, décembre, 22 juin 1882):

1° Mise en quarantaine des locaux, cours, enclos et herbages, déclarés infectés impliquant défense d'y introduire des animaux sains des espèces bovine ovine, caprine, et porcine ; dénombrement et marque de ceux qui s'y trouvent.

Par exception, s'il est nécessaire de conduire les animaux malades ou suspects au pâturage, la route qu'ils doivent suivre est déterminée par un arrêté du maire. Après la marque, les animaux de travail qui ont été exposés à la contagion peuvent être utilisés sous les conditions déterminées par le maire, après avis du vétérinaire sanitaire.

Il est délivré par le maire un laissez-passer indiquant les limites dans lesquelles la circulation desdits animaux est autorisée.

2° Avertissement de l'existence de la fièvre aphteuse, par un écriteau placé à l'entrée principale de la ferme des cours ou pâturages infectés.

3° Visite et surveillance par le vétérinaire sanitaire.

4° Détermination des routes et chemins fermés à la circulation des animaux susceptibles de contracter la fièvre aphteuse.

5° Défense de faire sortir des locaux infectés, des objets ou matières pouvant servir de véhicules à la contagion, tels que : paille, fourrages, litières, fumiers, etc.

6° Interdiction de déposer ces fumiers sur la voie publique ; obligation de traiter ces matières conformément aux prescriptions des arrêtés administratifs.

7° Interdiction de laisser pénétrer dans les locaux infectés, les bouchers, marchands de bestiaux et toute personne étrangère.

8° Obligation pour toute personne sortant d'un local infecté de se soumettre, notamment en ce qui concerne les chaussures, aux mesures de désinfection jugées nécessaires.

9° Interdiction de vendre les animaux malades si ce n'est pour la boucherie, auquel cas ils doivent être conduits à l'abattoir par des voies indiquées à l'avance.

La même interdiction s'applique pendant un délai de quinze jours à ceux qui ont été exposés à la contagion.

Les animaux transportés en vue de la boucherie doivent avoir les pieds tamponnés et ne peuvent être conduits qu'en voiture ou par chemin de fer.

ART. 32 (décembre 22 juin 1882). La déclaration d'infection ne peut être levée par le préfet que lorsqu'il s'est écoulé quinze jours sans qu'il se soit produit un nouveau cas de fièvre aphteuse, et après constatation par le vétérinaire de l'accomplissement de toutes les prescriptions relatives à la désinfection. Cette *désinfection* sera faite conformément aux règles tracées dans l'arrêté ministériel du 12 mai 1883. Pour les locaux, on arrosera avec une solution antiseptique les litières, les fumiers, les fourrages laissés dans les mangeoires. On lavera le sol, les murs, les râteliers, les mangeoires, les seaux, les barbotoirs ainsi que les voitures, wagons etc. On fera des fumigations de chlore ou d'acide sulfureux, on saupoudrera le sol avec du chlorure de chaux. Les chemins, abreuvoirs et pâturages devront être désinfectés.

Les solutions à recommander sont : les solutions à 2 ou 3 p. 100 d'acide sulfurique chlorhydrique ou azotique; les solutions de sulfate de cuivre à 5 p. 100 ou de sulfate de zinc mélangées avec les solutions précédentes.

L'acide phénique, le lysol, le crésyl, le permanganate de potasse sont également employés en solutions. Enfin le sublimé à 2 ou 3 p. 1 000 mérite d'être employé.

Ces mesures sanitaires sont donc d'une simplicité, d'une application et d'une pratique faciles, et on se demanderait pour quels motifs elles ne sont exécutées, si l'intérêt, pour lequel tant de gens sacrifient leurs plus chers préjugés ne prédominait nos affaires publiques les plus sacrées. Et il en sera toujours ainsi malgré les remaniements et les progrès de ce service. Nous ne pouvons faire l'inquisition chez l'éleveur et le cultivateur et la mise en vigueur de toutes ces formalités est subordonnée à sa bonne volonté. Nous nous heurtons donc à de grosses difficultés.

Pour les surmonter, il est indispensable que cette maladie soit étudiée scientifiquement dans toutes ses formes, et c'est en connaissant ses modes de contagion et de propagation, en suivant toutes ses phases d'évolution et de résolution que nous arriverons à isoler et à connaître l'agent microbien qui la provoque et à déterminer par de nouvelles obligations sanitaires un traitement rationnel.

Toutes les recherches faites jusqu'à ce jour pour isoler le microbe de la fièvre aphteuse ont échoué. Nous ne rappellerons pas ici tout ce qui a été écrit à ce sujet, mais, comme le dit M. Nocard, « il n'est pas nécessaire d'avoir le microbe d'une maladie pour le combattre avantageusement. Pasteur ne connaissait pas le microbe de la rage, toujours inconnu d'ailleurs, et cependant il est parvenu à instituer un mode de traitement efficace. »

Pourquoi n'en serait-il pas de même avec la fièvre aphteuse. Souhaitons avec notre maître, le savant professeur d'Alfort, que dans un avenir proche, la science et le monde entier soient dotés de cette belle découverte.

Jusqu'à ce jour y a-t-il réellement un traitement curatif de la fièvre aphteuse ?

Non, on ne guérit pas la maladie avec tel médicament plutôt qu'avec tel autre; tous méritent d'être employés, mais aucun n'est efficace au point de vue curatif.

Dans le traitement de cette maladie on a préconisé l'emploi de tous les antiseptiques et astringents connus jusqu'à ce jour. Chaque médecin, chaque vétérinaire possède une solution, une mixture incomparable, mirifique qui vous guérit instantanément les lésions de la fièvre aphteuse.

C'est de l'engouement personnel.

Depuis ces dernières années surtout, on a fait grand bruit autour de certains spécifiques qui, selon les inventeurs, sont tous plus efficaces les uns que les autres; pour ne parler que du dernier, l'acide chromique, préconisé par notre distingué confrère le Dr Jarre, qui en a fourni théoriquement et pratiquement le mode d'emploi avec, à l'appui, un certain nombre d'attestations, il est plus que probable qu'il ne donnera pas de meilleurs ni de plus mauvais résultats que les antiseptiques employés précédemment.

Nos observations et surtout notre critique étant peu autorisées, laissons la parole à M. Nocard, qui, dans le Recueil d'Alfort, s'exprime ainsi :

« A chaque nouvelle épidémie de fièvre aphteuse nous assistons à une floraison nouvelle d'une infinité de traitements. Les sociétés agricoles et vétérinaires sont assaillies de communications qui relatent les bons effets de telle ou telle médication. »

« C'est ainsi que l'on a vu prôner successivement tous les produits antiseptiques dont la médecine est dotée : le sulfate de fer, le sulfate de cuivre, l'eau de chaux, le chlorure de chaux, l'eau de javel, l'acide phénique, l'acide salicylique, le sulfate de zinc, le chlorure de zinc, le crésyl, le lysol, l'acide chromique et jusqu'à l'eau d'arquebuse de nos ancêtres... j'en passe et des meilleurs, ont ainsi successivement obtenu la faveur du public et l'ont retenue, l'espace d'un matin, jusqu'à ce que l'expérience de chacun et de tous, ait montré que le nouveau produit ne présentait pas de sensibles avantages sur le précédent. »

Plus loin, il ajoute :

« La dernière communication de M. le Dr Jarre sur les bons effets de l'acide chromique employé en attouchements sur les aphtes a eu un grand retentissement. Les journaux agricoles en ont produit en France et à l'étranger des commentaires élogieux. Elle ne fait pourtant pas exception à la règle. Les attestations que M. Jarre joint à son travail ne prouvent pas que l'acide chromique ait donné de meilleurs résultats que les autres modes de traitement. Pas un seul de ses correspondants ne l'a expérimenté comparativement aux autres ; j'ai donc le droit de penser qu'ils se sont trouvés aux prises avec des manifestations bénignes de la maladie, qui sont les plus fréquentes. L'étude comparative que j'ai faite personnellement me confirme dans cette conviction. »

Et il termine ainsi :

« Ce qui importe, c'est de faire savoir aux intéressés que, jusqu'à présent, il n'existe aucun traitement spécifique de la fièvre aphteuse.

« Lorsque la maladie existe à leur voisinage, les cultivateurs n'ont pas d'autre chance d'y échapper qu'en appliquant avec une extrême rigueur les mesures prescrites par les lois et règlements sanitaires. »

Malgré les obstacles que nous rencontrons c'est, à nous, vétérinaires sanitaires, qu'incombent la tâche et le devoir de faire exécuter ces prescriptions et de veiller à leur stricte application. C'est à nous de conseiller encore ce que nous jugerons de meilleur comme moyens préservatifs pour épargner à notre région respective cette maladie. Si la plupart de nos confrères ont cherché et prescrit un grand nombre de traitements curatifs, nous estimons, sans pour cela critiquer leur travail, qu'il est plus naturel de chercher à se protéger de la maladie, partant de ce principe qu'il est plus facile de prévenir que de guérir. C'est donc de ce côté que nous avons porté nos investigations; c'est à la suite d'observations répétées et de résultats satisfaisants que nous pensons avoir atteint le but, à l'aide d'un procédé simple pratique à la portée de tous, inauguré, il y a trois ans passés, chez un agriculteur de notre région, M. Billaudot de Gonesse, qui ne recule jamais devant un sacrifice quand il s'agit d'actualité et de progrès. Souhaitons en passant qu'il trouve beaucoup d'imitateurs parmi ses collègues. Dans de telles conditions, la fièvre aphteuse ne tarderait pas à disparaître et à ne plus exister que de nom.

Depuis trois ans, en 1898, disions-nous, alors qu'elle infestait à différentes reprises notre région, et particulièrement notre localité, qui, à elle seule possède 300 bœufs de travail, M. Billaudot a toujours préservé ses animaux, bien qu'ils eussent parcouru des routes et des chemins infectés et qu'ils se fussent rencontrés avec des animaux contaminés.

Malgré ces causes d'infection et d'autres modes de contagion qui, en toutes autres circonstances, auraient produit leur néfaste effet, la ferme entière est restée indemne.

Nous espérons convaincre les plus pessimistes, par cet exemple. En 1899 une vache, achetée et importée dans la ferme, présente le troisième jour de son arrivée tous les symptômes et même les lésions de la fièvre aphteuse. En raison du manque de place on ne procède à l'isolement que deux ou trois jours après, c'est-à-dire après une cohabitation de cinq jours avec trente-cinq bêtes bovines.

Les mesures de désinfection, telles que nous les préconisons ultérieurement, ont été strictement suivies et appliquées, aussi bien sur les animaux que sur le milieu ambiant. Malgré nos craintes de voir l'épidémie se déclarer dans toute la ferme nous avons eu la satisfaction de nous en sauvegarder radicalement. Nous tenions à enregistrer ce fait, qui prouve suffisamment à lui seul, l'efficacité de notre méthode.

Nous n'avons qu'à nous louer des résultats obtenus, que nous devons à l'antisepsie seule.

C'est, en effet, par une désinfection minutieuse et suivie des extrémités de l'animal et du milieu ambiant que nous le préservons.

Elle consiste à faire passer les bœufs de travail et les vaches se rendant au pâturage quatre fois chaque jour, dans un bain antiseptique, installé dans un coin de la ferme à proximité de la bouverie et de l'étable.

Cette méthode nécessite la construction d'un bassin étanche, construit de façon à assurer la circulation des animaux et renfermant une solution désinfectante que l'on renouvellera à l'aide d'un système à robinets.

Ledit pédiluve répond à toutes ces conditions.

Il est formé :

1° Par une paroi inférieure A B C D pavée et cimentée qui comprend le fond B C d'une longueur de 2^{m},50 et les plans inclinés A B et C D mesurant chacun 2 mètres et formant avec la ligne B C un angle d'environ 135°. Lorsque le pédiluve est complètement rempli, la ligne de flottaison A D a 5 mètres.

La distance qui sépare cette ligne AD du fond BC, c'est-à-dire BH à 0^{m},50. (Voir fig. 1, coupe longitudinale.)

2° De deux parois latérales EF et CI mesurant

0m,50 de hauteur, également en briques et en ciment et formant avec le fond un bassin complètement étanche.

La largeur est uniformément de 2 mètres, EG et

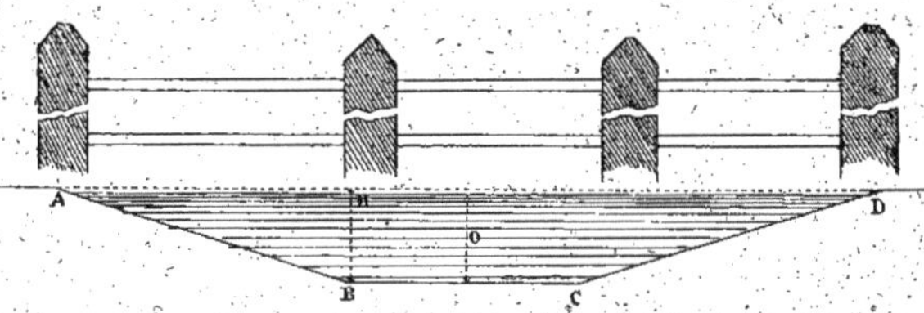

Fig. 1. — Coupe longitudinale.

AD, longueur du pédiluve. — BH, hauteur du pédiluve. — AB et CD, plans inclinés pour l'entrée et la sortie des animaux.

FI ont 2 mètres. (Voir fig. 2, coupe transversale.)

Ce pédiluve est construit de préférence auprès d'un mur IM qui le protège d'un côté, tandis que

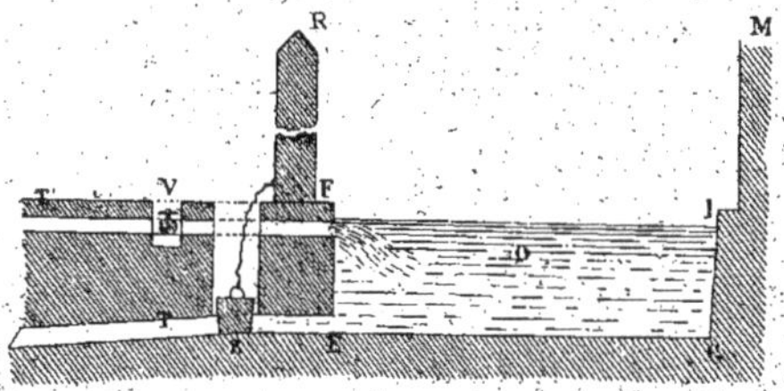

Fig. 2. — Coupe tranversale.

EF et GI, parois latérales. — EG et FI, largeurs supérieure et inférieure du pédiluve. — IM, mur de la ferme ou d'une bouverie. — FR, rempart. O, solution du pédiluve. — S, soupape du tuyau d'écoulement. — T, tuyau d'écoulement. — V, Vis à robinet réglant le tuyau d'arrivée T'.

de l'autre est installé un rempart FR. Il est de toute nécessité de renouveler la solution tous les trois à quatre jours, car, dans les périodes de mauvais temps, les bœufs rapportent à leurs semelles une quantité appréciable de terre ou de boue qui se dépose dans la partie inférieure et forme au bout de ce délai, une couche de 15 à 20 centimètres.

Ce mortier, quoique asepsié par le produit antiseptique du bain lui même, n'est pas aussi actif et atténue au contraire la désinfection complète des extrémités. A cet effet, il est indispensable d'ajouter une soupape S et un tuyau d'écoulement T dans la partie déclive et latérale du pédiluve, soupape qu'il sera facile de faire fonctionner à l'aide d'une chaînette ou d'une simple corde attachée à son extrémité libre à l'un des piliers du rempart F R. Par contre, on renouvellera l'eau à l'aide d'un système de tuyaux et en réglant l'arrivée par une vis de robinet V mue par une clé *ad hoc*. Ce mode de fonctionnement pour le renouvellement de l'eau entraîne évidemment quelques déboursés et ne peut être pratiqué que dans les contrées, nombreuses du reste, où l'eau est en abondance. De même la construction proprement dite du pédiluve tel qu'il est décrit précédemment exige certaines dépenses, qui cependant sont bien minimes quand on calcule, comparativement, les préjudices et les pertes occasionnés annuellement par la fièvre aphteuse dans les principaux centres et exploitations agricoles. Il est facile de déterminer exactement la capacité de notre pédiluve puisque nous avons les dimensions, mais il est inutile, il est même préférable qu'il soit incomplètement rempli. Supposons en chiffres ronds, un volume d'eau de 1 500 litres. A quel antiseptique donnerons-nous la préférence et dans quelles proportions l'emploierons-nous, nous n'avons que l'embarras du choix et cependant s'il nous faut un désinfectant énergique nous devons aussi procéder avec parcimonie en raison du renouvellement fréquent de la solution. Pour ces raisons économiques, nous associerons trois antiseptiques peu onéreux, le chlorure de zinc, le permanganate de potasse et la crésyline dans la proportion de :

70 grammes pour le permanganate de potasse.
250 — pour le crésyl.
300 — pour le chlorure de zinc.
} Doses minima.

Connaissant le prix de chaque produit, nous avons calculé que la somme dépensée pour un bain était de 2 fr. 50, soit 5 francs par semaine et 250 francs par an. Si nous ajoutons les dépenses occasionnées par l'emploi des produits servant à l'antisepsie du milieu ambiant, c'est-à-dire le phénol, le crésyl, le chlore, la chaux employés ensemble ou séparément pour la désinfection des cours, enclos, locaux, etc...

Nous aurons une dépense totale et annuelle de trois cents francs. Quel est l'agriculteur soucieux de de ses intérêts qui ne fera pas le sacrifice de cette somme modique, alors que la maladie et ses complications détermineront une perte dix fois plus considérable en rapport du reste de l'importance de son exploitation et du nombre d'animaux qu'elle renferme?

En toute chose, mais en agriculture surtout, il ne

faut pas délaisser le côté pratique ; il faut savoir profiter du moindre progrès, et ne pas faire fi des modestes découvertes, sans pour cela accepter délibérément ce qui n'a été ni expérimenté ni vérifié.

C'est sur des faits et des résultats connus et satisfaisants que nous conseillons cette méthode prophylactique très simple et très praticable ; et non seulement chaque agriculteur, chaque éleveur possédera son pédiluve, mais chaque commune devrait installer et aménager le sien à ses frais sous la surveillance et la direction d'un agent, garde-champêtre ou autre, qui exigerait chaque jour, une fois, la demi-baignade de tous les bœufs de la localité et même des vaches laitières allant au pâturage. On se rend bien à l'abreuvoir communal, pourquoi ne conduirait-on pas les animaux une à deux fois par jour au pédiluve public? Ce serait une coutume, une habitude, et gens comme bêtes rempliraient cette formalité aussi aisément qu'ils acceptent des contraintes bien plus ennuyeuses. Les bœufs, habitués à ce genre d'exercice, passent seuls et très facilement dans le pédiluve, il serait, au contraire, très difficile de les en dispenser.

Fait qui a son importance et que nous mentionnons ici, la solution antiseptique du bain, quoique toxique, ne l'est pas suffisamment pour incommoder les animaux de basse-cour (canards et autres) qui nagent à sa surface et absorbent une certaine quantité du liquide. De plus elle ne détériore en aucune façon les tissus des extrémités. Quant aux bœufs ou vaches, ils n'éprouvent nullement la velléité de se désaltérer d'un breuvage peu agréable, qui paraît leur suggérer au contraire une parfaite répugnance. Toute idée d'intoxication doit être écartée, sans cependant négliger une stricte surveillance.

Ce système sera probablement taxé d'exagération; il sera trouvé peu pratique et trop coûteux, malgré nos données et nos conclusions sincèrement exactes. Certains agriculteurs qui se confinent dans les idées anciennes nous critiqueront âprement et n'accepteront pas cette réaction du progrès. Avec ces derniers toute persuasion si réfléchie et si sérieuse qu'elle soit devient inutile.

D'autres objecteront qu'une installation permanente est superflue, quand il est si facile de faire, au moment opportun, une fosse en pente douce dans le sol même de la ferme, et d'y faire baigner les bœufs lorsque la nécessité oblige.

Notre réponse sera aussi facile que leur critique est aisée; en effet, c'est précisément dans le but de supprimer tout traitement en nous sauvegardant de la maladie et de ses fâcheuses complications que nous vulgarisons notre méthode.

Il faut, en effet, que tout le monde sache et soit persuadé une fois pour toutes que nous ne cherchons pas à guérir mais à prévenir. Ce n'est pas un traitement que nous instituons, et celui qui consiste à faire passer les animaux *malades* (alors que nous ne nous occupons que des sains) dans le fossé antiseptique improvisé, est trop connu et trop primitif pour que nous insistions davantage.

Et cependant que ceux qui envisagent la question économique calculent les dépenses occasionnées par ce bain de pieds accidentel, creusé dans le sol même sans aucun autre artifice.

La plupart du temps il forme un bourbier d'une propreté et d'une hygiène douteuses, dont le liquide est absorbé très rapidement, ce qui nécessite un renouvellement fréquent de la solution antiseptique, en rapport avec le nombre de passages successifs des animaux.

Et malgré cette pratique, que, pour ma part, j'ai prescrite plusieurs fois et qui atténuera, je le veux bien, l'intensité des lésions de l'espace interdigité, il n'en produira pas moins, dans la suite, des décollements graves et certainement préjudiciables.

Mettons, en ligne de compte, d'un côté, les dépenses occasionnées par ce bain sommaire, mais souvent répété dans une même journée, avec les pertes déterminées par la maladie sur les animaux atteints; et de l'autre celles qu'entraînent la construction de notre pédiluve et l'emploi des produits cités précédemment pour préserver les sujets sains, nous donnerons la préférence au dernier procédé, qui sera de beaucoup plus rémunérateur que tous les systèmes préconisés comme moyens de traitement.

Répétons une fois encore que pour obtenir des résultats satisfaisants il faut être actif, diligent, et prêter la plus grande attention à l'exécution de toutes les formalités du pédiluve, sans pour cela négliger la désinfection des locaux et de la ferme, pour obtenir l'antisepsie rigoureuse de l'air et du milieu ambiant. La réussite est donc subordonnée (nous ne le répéterons de trop) à une antisepsie sévère et minutieuse.

Terminons en proclamant que nous n'avons envisagé que l'intérêt général, et que si nous préconisons ce procédé, c'est dans le but unique d'enrayer et d'arrêter les sinistres considérables que cause la fièvre aphteuse dans le monde entier.

Nous estimons, en effet, qu'avec son emploi et la mise en vigueur des mesures sanitaires, nous parviendrons, non seulement à préserver toute une contrée, mais aussi à chasser l'épidémie.

Notre conviction est basée sur nos observations et notre succès.

Et comme nous ne faisons pas « une affaire » en vulgarisant cette méthode, comme notre intérêt particulier n'est pas en jeu, et que cette question n'est résolue, au contraire, que dans un seul but utilitaire, nous voulons bien espérer qu'elle sera suivie par les moins timorés qui nous accorderont par leur acquiescement un encouragement et une satisfaction bien légitimes.

Quant à ceux qui ajoutent plus volontiers confiance à ce qui est compliqué, nous nous demandons si la simplicité de cette méthode aura le don de les satisfaire.

Qu'importe, nous aurons au moins la satisfaction d'avoir apporté un remède, si faible et si modeste qu'il soit, à cette redoutable affection ; c'est une pierre à l'édifice mais (nous ne nous faisons aucune illusion), il ne sera réellement achevé que le jour où la science dotera le monde agricole, du vaccin ou du sérum antiaphteux.

BIBLIOTHÈQUE NATIONALE R.F. IMPRIMÉS

1694-01. — CORBEIL. IMPRIMERIE ÉD. CRÉTÉ.

www.ingramcontent.com/pod-product-compliance
Ingram Content Group UK Ltd.
Pitfield, Milton Keynes, MK11 3LW, UK
UKHW020417220726
13923UKWH00005B/2004

9 782019 481605